Dr L. DUCHÊNE-MARULLAZ
Médecin Stagiaire au Val-de-Grâce.

DES FIBROMYOMES
DE LA
PAROI ABDOMINALE

LYON. — A. REY.

DES

FIBROMYOMES

DE LA

PAROI ABDOMINALE

DES

FIBROMYOMES

DE LA

PAROI ABDOMINALE

PAR

Le Dr L. DUCHÊNE-MARULLAZ

Médecin stagiaire au Val-de-Grâce.

LYON

ALEXANDRE REY, IMPRIMEUR DE LA FACULTÉ DE MÉDECINE

4, RUE GENTIL, 4

1897

A M. le professeur Poncet revient l'idée première de ce travail; il veut bien, aujourd'hui, en accepter la présidence. Qu'il daigne agréer l'hommage de notre profond respect et de notre sincère reconnaissance.

Nous sommes heureux de témoigner à M. le professeur agrégé Linossier toute notre gratitude pour la bienveillance avec laquelle il nous a accueilli et conseillé dans son laboratoire.

M. le Dr Dor a bien voulu nous guider dans nos recherches histologiques et anatomo-pathologiques. Qu'il nous permette de lui adresser nos plus vifs remerciements.

Nous tenons à adresser ici un témoignage public de reconnaissance à M. le médecin-major Berthier pour l'aimable accueil qu'il nous a fait à notre arrivée à Lyon et pendant notre séjour à l'École. Nous nous souviendrons toujours avec plaisir des heures passées chez lui ou dans son service à l'hôpital militaire Desgenettes.

Nous n'oublierons pas non plus les nombreuses marques de sympathie que nous a témoignées M. le médecin-major Boisson, particulièrement pendant l'hiver

1895-96. Nous nous estimons très heureux d'avoir pu profiter de son enseignement clinique.

A la veille de nous séparer de nos camarades, nous tenons à les remercier des nombreuses preuves d'amitié qu'il nous ont données. Nous garderons un excellent souvenir de nos rapports avec eux pendant nos trois années d'école.

MM. les Docteurs Tartavez et Sandras ont toujours été pour nous des amis dévoués. Qu'ils veuillent bien croire à une affection sincère et très vive de notre part. Nous avons trouvé en M. le Dr Carrive un excellent camarade autant qu'un linguiste distingué. Nous le remercions de son obligeance.

INTRODUCTION

Pendant notre stage dans le service de M. le professeur Poncet, nous avons observé, chez une jeune femme, une volumineuse tumeur de la paroi abdominale qui fut, d'après ses caractères cliniques, diagnostiquée fibrome de la paroi. Cette tumeur fibreuse, du volume d'une très grosse orange, et dont le poids n'était pas moindre de 400 grammes, avait une évolution rapide; elle entraînait déjà une déformation notable de l'abdomen, et en tenant compte de son accroissement, surtout dans ces derniers mois, de quelques phénomènes douloureux à sa périphérie, etc., on devait redouter une certaine malignité locale, et par cela même envisager la prompte nécessité d'un traitement chirurgical, qui ne pouvait être autre, d'après M. Poncet, que l'ablation.

L'opération a été pratiquée le 6 avril dernier. Par son siège, par ses adhérences multiples et très résistantes, avec les muscles et les aponévroses de la paroi abdominale, le diagnostic de fibrome paraissait de plus en plus confirmé. Mais à la coupe, le tissu néoplasique s'est présenté macroscopiquement avec des caractères particuliers qui permettaient de supposer une tumeur d'une autre nature;

enfin l'examen histologique a révélé qu'il s'agissait d'un fibromyome. La nature musculaire du néoplasme soulevait une question fort intéréssante, celle de son développement dans des tissus où des fibres musculaires lisses sont considérées comme faisant anatomiquement défaut, et, d'autre part, il nous a semblé intéressant d'étudier ce genre de néoplasme que l'on a dû certainement englober maintes fois sous le terme générique de fibrome de la paroi abdominale. Ces dernières tumeurs sont aujourd'hui bien connues, mais à en juger par nos recherches bibliographiques, on n'a point toujours recherché histologiquement si l'on avait bien affaire à des tumeurs exclusivement fibreuses, et si, dans nombre de cas, on ne se trouvait pas en présence de fibromyomes, de myomes, et, par cela même, de tumeurs tout à fait comparables aux myomes utérins par exemple.

Aussi avons-nous pris pour but, dans notre thèse, d'établir avec des faits déjà connus, qui ont eu le contrôle microscopique, et avec la belle observation que nous possédons, l'existence dans la paroi abdominale de tumeurs à fibres musculaires lisses.

Dans un premier chapitre consacré à l'historique, nous établissons la proportion des myomes para-abdominaux par opposition aux fibromes.

Le deuxième chapitre traitera de l'anatomie pathologique de ces tumeurs, de leur constitution histologique.

Nous essaierons, dans un troisième chapitre, d'étudier leur étiologie, de démontrer leurs rapports directs avec la grossesse et les suites de couches. Nous verrons quelles sont les hypothèses qu'il nous est loisible de faire au sujet de leur pathogénie, quel est leur point de départ.

Le quatrième chapitre s'occupera de la symptomatologie de ces néoplasmes, de leur diagnostic.

Enfin nous rechercherons dans un cinquième chapitre quelle est leur évolution, leur pronostic, et quel est le meilleur traitement à leur appliquer dans l'intéret du malade et au point de vue de la guérison définitive.

DES

FIBROMYOMES

DE LA

PAROI ABDOMINALE

CHAPITRE PREMIER

HISTORIQUE

Depuis que Bidder et Waller, en 1842, ont indiqué les moyens d'isoler les fibres musculaires lisses dans les corps fibreux, on a vu qu'elles existaient dans beaucoup de tumeurs dites fibreuses. Vogel, en 1845, décrivait ces éléments dans les tumeurs de l'estomac, de l'intestin et de l'utérus. On les a retrouvés dans la plupart des tissus qui contiennent du tissu musculaire viscéral : annexes de l'utérus, prostate, foie, diverses parties du tube digestif, peau du mamelon, du scrotum, trajet de la veine saphène, tissu fibreux à fibres musculaires, de l'orbite intérieur de l'œil au niveau de la choroïde et du cercle ciliaire, etc.

Mais on a aussi constaté ces tumeurs dans des organes qui semblent au premier abord ne pas renfermer de fibres musculaires lisses. La paroi abdominale est de ce nombre. Les cas publiés jusqu'à ce jour sont peu nombreux. Nous citerons :

1 observation de Buntzen, en 1868.
1 observation de Panas, en 1878.
1 observation de Grœtzer, en 1879.
1 observation de Duchaussoy, en 1885.
2 observations de Doleris et Mangin, en 1896.
1 observation de van Engelen, en 1897.
1 observation inédite que nous devons à l'obligeance de M. le professeur Poncet.

MM. Labbé et Rémy, qui se sont beaucoup occupés des tumeurs de la paroi abdominale, donnent dans leur traité des fibromes 82 observations. Dans ce nombre, 4 seulement ont été trouvées contenant des fibres musculaires lisses. Sur ces quatre, l'une présente un cas un peu particulier, c'est celle de Panas: la tumeur s'est développée aux dépens du ligament rond. Ils considèrent donc ces faits comme une rareté: « Trois fois, la présence de fibres musculaires lisses a été signalée dans ces tumeurs par Buntzen, par Grœtzer et par Duchaussoy. Nous ne pensons pas qu'il faille attacher une grande importance à cette constatation. Il est très possible, comme Sänger l'a fait remarquer dans une critique très sérieuse, que les cellules fusiformes conjonctives aient été prises pour des fibres cellules musculaires lisses.

« Dans tous les cas, s'il n'y a pas erreur, du moins le fait est exceptionnel. »

Sans doute, il est très difficile de distinguer des fibres musculaires lisses de cellules fusiformes: tous les histologistes mentionnent la possibilité d'erreurs à ce sujet. Mais l'erreur contraire à celle admise par Sänger ne peut-elle pas être supposée ici ? On trouve des fibromyxomes, des fibrosarcomes qui présentent une évolution un peu particulière, qui n'ont pas récidivé après ablation. N'est-ce pas là des fibromyomes ?

D'autre part, souvent l'examen histologique fait défaut. La consistance de la tumeur, ses caractères avant toute opération, font porter le diagnostic de fibrome et on ne va pas plus loin. Or nous verrons que dans toutes nos observations, avant tout examen histologique, on croyait à un fibrome. Le microscope seul a établi la nature véritable des éléments constituants. L'insuffisance d'examen histologique entraîne donc des erreurs d'interprétation.

Ces faits ont parfois soulevé des discussions dans les sociétés de chirurgie. A la Société médicale de Londres, dans la séance du 6 avril 1891, M. A. Doran présente un fibrosarcome de la paroi abdominale ; M. Sutton croit, au contraire, qu'il s'agit là d'un fibromyome.

D'ailleurs, à côté de l'opinion émise par MM. Remy et Labbé, et rapportée dans ce travail, nous avons celle opposée de MM. Doleris et Mangin.

« Nous avons vu combien les fibromyomes de la paroi abdominale semblaient rares si l'on s'en rapporte à la littérature médicale. Ils ne sont cependant pas aussi exceptionnels qu'on pourrait le croire, comme le montrent nos observations, ainsi que les faits que nous a cités M. Gombault. »

Qu'on examine donc bien les cas, qu'on apporte à leur étude tous les perfectionnements que l'histologie moderne a mis à notre disposition, et l'on verra certainement les observations se multiplier chaque jour.

CHAPITRE II

ANATOMIE PATHOLOGIQUE

Les fibromyomes de la paroi abdominale sont uniques. Dans aucune de nos observations, nous n'avons pu trouver la coexistence de deux néoformations de nature identique, chez un même sujet. Dans l'observation de Grœtzer, on trouve deux tumeurs séparées par un sillon formé par la ligne blanche et l'ombilic, mais l'une est un fibromyome, l'autre un fibrome ayant subi en partie la dégénérescence myxomateuse.

OBSERVATION I

Un cas de fibrome bilatéral des parois de l'abdomen, par Grœtzer (*Inaug. Dissert.*, Breslau, 22 juillet 1879).

D. D..., est âgée de trente-trois ans, veuve depuis quelque temps. Elle a toujours été bien portante. Elle a été menstruée régulièrement depuis l'âge de vingt ans, sur le type à quatre semaines. Elle a accouché deux fois, la dernière fois, il y a trois ans; grossesse, accouchement et suites furent normales. Il y a deux ans et demi, la malade sentit des deux côtés du ventre des tumeurs de l'étendue de la paume de la main; ces deux tumeurs étaient mobiles sous la peau, et non douloureuses. La peau, à ces deux endroits, était d'apparence convenable. Depuis cette époque, les deux tumeurs s'accrurent doucement, mais continuellement, sans douleurs et sans atteinte de l'état général. La malade travaillait après comme avant. C'est seulement dans ces derniers temps qu'elle se plaignit de poids et de tension dans le ventre.

État au 29 octobre 1878:

Femme d'aspect anémique. Elle montre sur la paroi antérieure de son ventre, très irrégulièrement déformé, une tumeur plus grosse qu'une tête d'enfant à droite, une tumeur plus petite à gauche. Les deux tumeurs sont séparées par un sillon formé par la ligne blanche et l'ombilic. La tumeur droite est solidement unie avec le tissu conjonctif sous-cutané ; à gauche, la peau se laisse partout soulever. Les tumeurs se laissent déplacer avec la paroi abdominale. La droite atteint jusqu'au bord libre des côtes, et l'extrémité supérieure du muscle droit passe au-dessus d'elle.

La tumeur gauche est ovoïde, plus plane, de l'étendue de la main ; son grand axe est placé obliquement; à son extrémité supérieure s'ajoute un petit noyau. Les deux tumeurs sont séparées des fosses iliaques ; entre la tumeur et la partie antérieure du bassin est un espace de trois doigts où l'on sent à gauche la gaine du muscle droit de l'abdomen passer sur la tumeur.

Utérus en rétroversion mobile, sans adhérences avec les tumeurs. Ovaire gauche un peu grossi, irrégulier ; ovaire droit non appréciable.

La consistance des deux tumeurs est solide, dure et égale.

Diagnostic. — Tumeurs fibreuses de la gaine du muscle droit de l'abdomen. Usure probable de la paroi postérieure de la gaine du côté droit.

30 septembre à 9 heures du matin. — Opération de la tumeur droite; spray phéniqué. Bonne narcose combinée. On procède immédiatement à l'ablation de la plus grosse tumeur à droite. Une incision verticale sur la partie saillante de la tumeur, parallèle à la ligne blanche, de longueur suffisante, divise la peau fortement amincie. Le couteau entre de temps en temps dans la tumeur qui saigne abondamment. En décortiquant la peau, on trouve le tissu graisseux sous-cutané toujours plus aminci dans l'angle inférieur de la plaie ; la tumeur est un peu lobulée et l'on voit le droit se

perdre sur ses enveloppes. Les faisceaux du droit sont écartés en dehors comme en dedans; ils forment une ombelle qui embrasse la tumeur. A l'extrémité supérieure, le muscle est plus compact, les faisceaux sont peu écartés les uns des autres et s'étendent sur la face extérieure de la tumeur. En haut, cette dernière touche partiellement aux fausses côtes; en bas, elle descend jusqu'auprès du bassin; en dehors, elle atteint la crête iliaque, et en dedans la ligne blanche; elle est partout entourée de muscles et de leurs enveloppes. Seulement, la partie musculeuse voisine de la ligne blanche est très mince, réduite aux aponévroses et à quelques fibres. En dehors, au contraire, elle est très épaisse, parce que les muscles oblique, transverse et droit sont refoulés l'un contre l'autre. La face postérieure de la tumeur repose sur la séreuse qui peut être facilement séparée à l'aide de la main. La tumeur est implantée à l'intérieur des gaînes des muscles, entre les aponévroses profondes et superficielles.

L'extirpation fut entreprise par M. le conseiller Spiegelberg de la manière suivante : après avoir libéré la peau à l'aide du doigt et du manche du scalpel, il poussa sur la ligne blanche jusqu'au péritoine. Il décortiqua la tumeur pas à pas sur cette membrane, coupant au bistouri et aux ciseaux les adhérences musculaires, liant les vaisseaux jusqu'à libération complète de la tumeur. Parmi les plus importants vaisseaux qui donnèrent, il n'y eut que l'épigastrique lors de la section des adhérences musculaires inférieures, et une branche de la mammaire à la partie supérieure. La plaie était énorme, le péritoine, demeuré intact, bombait sous l'action des intestins, une série de vaisseaux durent être liés, principalement en dehors, dans les muscles déchirés. Après rectification des bords déchirés, la blessure fut fermée par huit sutures profondes, et une rangée de sutures superficielles en bouton. On ne réussit pas à suturer les muscles déchirés et à recouvrir ainsi le péritoine, parce que, à cause de la trop grande tension, les sutures déchiraient les muscles. Avant la fin des sutures, un tube à drainage fut placé dans toute la longueur de la plaie. Son extrémité sortait aux angles supérieur et inférieur. Pansement antiseptique. La tumeur de gauche ne fut pas enlevée ce jour-là, parce que l'opération avait duré une heure et demie, et que la tension de la plaie était marquée. Une opération longue, vraisemblablement aussi longue dans une région voisine, ne semblait pas indiquée.

Poids de la tumeur : 1 kilogramme.

Suit l'évolution de la plaie.

18 février. — La blessure est complètement cicatrisée. La tumeur gauche n'atteint plus jusqu'à la cicatrice ; elle mesure sur la ligne ombilicale de haut en bas, la longueur de la main. Elle atteint les fausses côtes et présente transversalement la largeur d'une main. Elle est discoïde, avec la surface convexe, bosselée, saisissable, mobile.

19 février. — On entreprend l'ablation de la tumeur gauche avec les précautions antiseptiques.

Incision parallèle à la précédente, presque de la même longueur, quoique la tumeur soit plus petite, parce que la peau tendue ne donne aucune aide. La tumeur s'étend en haut autant qu'à droite, mais un peu moins par en bas. Au reste, les rapports topographiques avec les muscles sont les mêmes qu'à droite. A la section de l'extrémité inférieure du muscle droit, l'épigastrique jaillit très fort; en haut, ce furent les branches terminales de la mammaire externe. La tumeur est plus mince que la droite et sa face antérieure est plus mamelonnée. Mais la plus grande différence consistait dans ceci : la tumeur gauche était intimement soudée avec un péritoine très aminci, spécialement sur le milieu de son étendue. Ici le péritoine fut plusieurs fois crevé ou arraché ; il en résulta une assez grande ouverture par laquelle l'épiploon faisait saillie. Une suture immédiate manqua à cause de la trop grande tension du péritoine qui était soudé avec les aponévroses. Les sutures déchirèrent toutes le péritoine. La déchirure du péritoine fut du reste couverte d'une éponge jusqu'à l'énucléation complète de la tumeur et pendant le placement des sutures. Cinq sutures métalliques et un grand nombre de sutures superficielles réunirent les lèvres de la plaie après hémostase complète. Les sutures métalliques médianes comprenaient à la fois les aponévroses et la séreuse. A l'angle supérieur de la plaie fut mis un drain qui allait jusque vers la plaie péritonéale.

Vers la fin de l'opération, survint tout à coup une forte asphyxie chloroformique qui céda à une respiration artificielle de plusieurs minutes, faite à la main. Suit l'évolution de la plaie.

L'examen microscopique donne pour la tumeur de droite les caractères d'un fibromyome avec des faisceaux de fibres musculaires lisses, larges, souvent rubanés avec des noyaux brillants, ovales. Nulle part de fibres musculaires striées. Cette constatation de fibres lisses, dans une tumeur issue d'aponévroses avec lesquelles ne se trouvent en rapport que les fibres striées des muscles de la paroi abdominale, n'est certainement pas sans intérêt. Cela ne peut s'expliquer qu'en admettant l'hypothèse de Cohnheim : *embryonale Geschwulstanlage.*

La tumeur gauche, du volume du poing, était grossièrement mamelonnée, d'aspect blanc rougeâtre à la coupe, de consistance extrêmement dure. Au microscope, la tumeur montrait un tissu conjonctif ondulé, fasciculé, rangé en groupes isolés qui tantôt se croisaient à angle droit ou oblique, tantôt couraient parallèlement. Il y avait proportionnellement très peu d'orifices vasculaires ; à l'intérieur de la tumeur se trouvait une partie en état de dégénérescence myxomateuse : c'était donc un fibrome myxomateux de la paroi abdominale.

La situation topographique de ces tumeurs dans la paroi abdominale est éminemment variable. Elles s'observent indifféremment à droite ou à gauche. Elles semblent peut-être moins fréquentes à gauche, nous ne trouvons de ce côté que les cas rapportés par M. le professeur Poncet et par M. Duchaussoy. Mais il n'y a probablement là qu'une coïncidence toute fortuite et qui ne peut entraîner aucune conséquence au point de vue de l'origine.

Ces néoplasmes peuvent être très volumineux, occuper la plus grande partie d'un des côtés de l'abdomen ; Grœtzer, dans son observation, décrit une tumeur qui, en haut, touche partiellement aux fausses côtes, en bas descend jusqu'auprès du bassin, en dehors atteint la crête iliaque et en dedans la ligne blanche. Généralement, elles sont plus limitées dans leur étendue ; elles peuvent alors se trouver soit près des fausses côtes (la tumeur de Buntzen est entre l'ombilic et le rebord des côtes), soit près du bassin comme dans les observations de MM. Doleris et Mangin, Panas, Duchaussoy. Elles peuvent même se développer dans une situation intermédiaire, siéger dans l'un des flancs : la tumeur relatée par M. le professeur Poncet va en s'effilant en haut dans la direction des fausses côtes, en dehors elle s'arrête un peu en dedans de l'épine iliaque antéro-supérieure, en dedans elle ne dépasse pas l'ombilic, enfin en bas, elle descend jusqu'à une ligne horizontale passant à deux travers de doigt au-dessous des épines iliaques antéro-supérieures.

S'il est facile de se rendre compte d'une façon à peu près exacte de leur situation topographique, leur siège anatomique est d'une étude plus difficile et n'entraîne pas des conclusions aussi nettes. Ces tumeurs se développent dans l'épaisseur de la paroi abdominale, et la constitution de cette paroi est très compliquée : sur les côtés, huit couches contribuent à la former, ce sont :

1° La peau ;
2° Le *fascia superficialis;*
3° Une toile celluleuse recouvrant le grand oblique ;
4° Le muscle grand oblique et son aponévrose ;
5° Le muscle petit oblique ;
6° Le muscle transverse ;
7° Le *fascia transversalis;*
8° Le péritoine.

En avant, un élément de plus vient s'y ajouter, le muscle grand droit de l'abdomen. En outre, les aponévroses subissent des modifications qui changent encore la superposition des plans de cette région. L'aponévrose du petit oblique au niveau du bord externe du grand droit se divise dans ses quatre cinquièmes supérieurs en deux feuillets : l'un, feuillet antérieur, passe en avant du grand droit se fusionne avec l'aponévrose du grand oblique et va à la ligne blanche ; l'autre, feuillet postérieur, passe en arrière du grand droit, et se termine également à la ligne blanche. Il s'accole au feuillet du transverse. Dans le cinquième inférieur, les aponévroses de ces muscles passent toutes deux en avant du grand droit de l'abdomen. Cette paroi est ainsi nettement définie au point de vue de l'anatomie, mais il est déjà difficile de séparer à l'état sain ces différents éléments. Qu'on suppose maintenant une tumeur naissant dans l'une quelconque de ces couches, muscles ou aponévroses, elle va dissocier les faisceaux au milieu desquels elle se développe, déplacer, refouler tout ce qui se trouve devant et derrière elle. Elle contractera des adhérences avec les éléments qui l'environnent, déterminera, par l'irritation continue qu'elle occasionne, une union plus intime entre ces divers tissus ; on comprendra alors qu'il est malaisé de se rendre compte du point d'origine de cette néoformation, de savoir de quel niveau elle est partie.

La peau a toujours été trouvée normale. Même dans l'observation de Grœtzer où il s'agit d'une tumeur volumineuse, elle est mobile, glisse facilement sur les plans sous-jacents, sans qu'il soit possible de percevoir une adhérence quelconque. Elle est forcément légèrement distendue par cette masse énorme qui la refoule, mais sans voir en rien changer ses caractères.

Le tissu cellulaire sous-cutané est toujours plus aminci par suite de la distension à laquelle il est soumis.

Les éléments musculaires sont beaucoup plus modifiés; c'est, en effet, dans leur épaisseur que l'on trouve ces tumeurs. Elles ont pu se développer aux dépens du muscle grand droit de l'abdomen. Dans l'observation de Grœtzer, on voit le droit se perdre sur les enveloppes de la tumeur, ses faisceaux sont écartés en dehors comme en dedans; ils forment une ombelle qui embrasse la tumeur. Celle-ci est partout entourée de muscles et de leurs enveloppes; la partie musculeuse voisine de la ligne blanche est très mince, réduite aux aponévroses et à quelques fibres, tandis qu'en dehors elle est très épaisse. M. le professeur Poncet rapporte aussi le fait d'une tumeur développée aux dépens du grand droit.

Observation II de M. le professeur Poncet.

(Due à l'obligeance de M. Gayet, interne de service.)

D..., Marguerite, vingt et un ans, cultivatrice, née à Rongères (Allier), demeurant à Boussay (Allier), entrée le 28 mars 1807.

Rien de spécial dans les antécédents héréditaires. Personnellement, bonne santé habituelle. N'a jamais été malade. Réglée à quatorze ans, régulièrement depuis. Depuis un mois et demi, le sang revient tous les quatorze jours. Cela dure deux jours, et l'écoulement est peu abondant.

Mariée depuis trois ans et demi, une grossesse; l'enfant a actuellement deux ans et se porte bien. A la suite de l'allaitement qui dura quatorze mois, la malade était affaiblie. A cette époque, c'est-à-dire au mois de juin dernier, la malade, en courant, ressentit tout d'un coup un point de côté dans l'hypocondre gauche. Elle ressentait des lancées intermittentes à ce niveau. Elle fit son travail cependant, mais le lendemain matin, comme elle souffrait encore, elle porta la main au point douloureux et sentit alors une petite boule du volume d'une noix. Cette boule persista et grossit de jour en jour; au mois de septembre, elle consulta un médecin qui la suivit pendant quelque temps. Au mois de juin, ce médecin lui conseilla de se faire opérer; d'autres, consultés, furent du même avis, et la malade entra à l'Hôtel-Dieu.

Etat actuel. — On voit à la simple inspection, sur le côté gauche de l'abdomen, une tumeur soulever la paroi. A la palpation, on sent que cette masse est dure, irrégulièrement arrondie, et remplit toute la moitié gauche de l'abdomen. Plus exactement délimitée par la palpation profonde, on trouve qu'en haut elle va en s'effilant et en se pédiculisant un peu jusqu'aux fausses côtes. En dehors, elle s'arrête un peu en dedans de l'épine iliaque antéro-supérieure, en dedans, elle ne dépasse pas l'ombilic; enfin, en bas, elle descend jusqu'à une ligne horizontale, passant à deux travers de doigt au dessous des épines iliaques antéro-supérieures.

La pression est douloureuse.

Cette tumeur paraît assez superficielle et semble appartenir à la paroi musculaire. La peau se déplace facilement au-devant d'elle. La mobilisation de la tumeur est très limitée quand on ordonne à la malade de s'asseoir sur son lit, la tumeur proémine en avant et l'on remarque que sa fixité et sa dureté sont augmentées.

Toucher vaginal : l'utérus est en rétroversion et indépendant de la tumeur.

L'état général est excellent. La malade continue son travail, mais elle souffre en marchant et la nuit. Elle a maigri depuis le début de la tumeur.

Opération. — 6 avril. — Ethérisation. Longue incision parallèle au grand droit. Adhérences solides à l'aponévrose du grand oblique. Tumeur développée dans le grand droit gauche, très adhérente de tous les côtés. Pas de plan de clivage en avant et sur les côtés ; mais en glissant les doigts sous le néoplasme, on le dégage aisément. Pas d'adhérences à l'aponévrose du transverse, sur laquelle elle repose, d'où l'intégrité du péritoine. Sur les côtés, il faut se servir du bistouri, des ciseaux, et de gros fragments de muscles, des bandelettes aponovrétiques restent adhérentes à la tumeur. Le grand droit est coupé sur toute son épaisseur et infiltré par le néoplasme. On l'enlève sur une hauteur de 6 à 8 centimètres.

Le fibrome enlevé, on constate que le péritoine n'a été intéressé en aucun point, et que partout on en est séparé par l'aponévrose du transverse.

Réunion au fil de catgut des bords musculo-aponévrotiques de la plaie profonde qu' se rapprochent aisément. Double drainage.

La tumeur est assez régulièrement ovoïde. Elle pèse 480 grammes et mesure 440 centimètres cubes. Sa densité est par conséquent de 1,09. Sa stucture est homogène, sa consistance très ferme. Le bistouri éprouve une certaine résistance à la couper, mais on ne produit pas de cri.

La couleur est rosée avec des parties un peu plus pâles et de nombreuses brides nacrées et fibreuses.

La tumeur se déchire sous l'influence d'un effort relativement modéré, et la solution de continuité se présente sous forme de longues fibres parallèles et plus ou moins enchevêtrées qui rappellent absolument l'aspect des fibromes de l'utérus. Le muscle grand droit qui a été sectionné au-dessus et au-dessous de son adhérence à la tumeur est infiltré dans sa partie antérieure par le néoplasme. A sa partie postérieure, on remarque une dépression où les fibres musculaires paraissent interrompues : il s'est produit là une ombilication dans laquelle on retrouve des lobules adipeux. Il semble qu'il y ait eu à ce niveau, soit une adhérence épiploïque, soit une formation lipomateuse tendant à faire hernie au travers du muscle, en somme, une cause d'irritation locale qui a probablement été le point de départ du processus néoplasique.

Des coupes histologiques pratiquées à main levée ont permis de reconnaître au sein de la tumeur, l'existence de fibres musculaires lisses. Il s'agit donc d'un fibromyome. Les divers procédés de recherche et de coloration microscopique ont vérifié cette conclusion.

Dans tous ces cas, les autres plans, les muscles oblique, transverse sont refoulés par le bord du grand droit, forment une masse épaisse et charnue. Le néoplasme peut simplement refouler ces tissus. Dans l'observation de M. le professeur Poncet, il reposait sur l'aponévrose du transverse dont il fut aisé de le séparer. Mais il peut contracter avec les organes environnants des adhérences solides. Dans cette même observation, la tumeur qui s'est développée aux dépens du grand droit gauche, libre en arrière, est très adhérente à l'aponévrose du grand oblique, et il faut enlever des bandelettes aponévrotiques pour l'avoir. Grœtzer nous parle d'un cas où l'aponévrose du transvere est comprise dans la masse néoplasique.

La tumeur peut siéger ailleurs, avoir des rapports avec les autres éléments musculaires de la paroi. Buntzen nous dit que celle qu'il a observée pénètre par son bord dans la gaine du muscle droit, mais présente en haut un pédicule un peu charnu et musculaire qui se mêle aux digitations du grand oblique. La tumeur de Panas est située dans l'épaisseur même des fibres musculaires de la paroi abdominale entre les faisceaux du grand oblique qu'elle s'est accolés en avant et en arrière; à la surface existent de nombreuses fibres du grand oblique très intimement unies, principalement en avant. Dans l'observation IV de MM. Doleris et Mangin, la tumeur est développée aux dépens du petit oblique. L'incision faite pour l'enlever ouvre la peau, le tissu cellulaire, l'aponévrose du grand oblique et découvre la partie supérieure de la tumeur sur laquelle on distingue des faisceaux du petit oblique, les uns passant sur elle, les autres adhérant plus ou moins fortement. Dans l'observation III, la tumeur logée profondément au milieu des masses musculaires entre le transverse et le petit oblique paraît fusionnée par sa surface avec les fibres striées des muscles avoisinants, à tel point qu'une partie de ces fibres sont arrachées avec la tumeur. M. Duchaussoy nous présente le muscle transverse confondu avec la production morbide et comme dégénéré. Ces fibromyomes présentent donc toujours des rapports intimes avec les muscles de la paroi abdominale au milieu desquels ils semblent trouver leur origine. Ils paraissent ne pas avoir de localisation particulière, se développer indistinctement aux dépens de l'un quelconque de ces muscles.

Le péritoine a presque toujours été trouvé sain, qu'il soit directement en rapport avec la tumeur, ou qu'il en soit séparé par le muscle transverse. Dans la récidive rapportée dans l'observation IV de MM. Doleris et Mangin, la tumeur est très adhérente au péritoine sur une largeur de 5 centimètres sur 7 de longueur. Mais il y a eu là traumatisme opératoire, peut-être même un peu d'infection : elle semble admissible, ces auteurs accusent des phénomènes de péritonite localisée ayant amené des adhérences avec l'intestin et l'épiploon. Ce sont des raisons plus que suffisantes pour expliquer cette fusion, sans admettre qu'elle résulte de l'évolution même de la tumeur.

Ces tumeurs ainsi développées aux dépens des muscles constituant la paroi abdominale contractent des adhérences avec les éléments avoisinants, os ou ligaments. C'est l'os coxal comme dans l'observation III de MM. Doleris et Mangin, dans celle de Duchaussoy. C'est l'arcade crurale comme dans l'observation de M. Duchaussoy, dans l'observation IV de MM. Doleris et Mangin ; ce sont les côtes enfin comme dans l'observation de Buntzen. Il n'y a pas lieu de reprendre ici la discussion du pédicule, d'admettre le développement aux dépens du périoste : cette théorie a pu longtemps être soutenue pour les fibromes qui, eux, présentent la même structure ; elle ne saurait être admise pour des éléments aussi différents que le tissu fibreux et un myome.

Le volume de ces tumeurs est essentiellement variable. Il dépend du temps qui s'est écoulé depuis le début de l'affection au moment de l'examen médical. MM. Doleris et Mangin décrivent des tumeurs ayant la grosseur d'un œuf de poule observées chez des femmes qui se soignent et s'étudient ; ces néoplasmes ont pu au contraire présenter les dimensions des deux poings, peser 2 kilogrammes, ou même atteindre le volume d'une tête d'enfant chez des femmes insouciantes comme le sont souvent les femmes de la campagne.

Ces fibromyomes de la paroi abdominale ont une conformation extérieure variable suivant les cas, le plus souvent elles sont ovoïdes, allongées. La surface est lisse, non bosselée. Les bosselures senties à travers la peau dans quelques observations ne tiennent pas à la nature même de la tumeur, mais à des brides formées par des piliers de l'arcade crurale. Il peut y avoir plusieurs lobes inégaux : Panas a constaté chez sa malade la présence d'un léger sillon oblique en haut et en dedans, indiquant un lobe secondaire surajouté à la masse principale et dirigé en bas et en dedans.

Au sujet de la présence ou de l'absence de capsule, les observations ne sont pas très d'accord. Buntzen parle d'une tumeur bien encapsulée par une membrane fibreuse dont l'extérieur portait la trace des muscles. D'une manière générale, il n'y en a pas : c'est ce qui semble résulter de la plupart des cas et en particulier de celui que nous avons observé avec M. le professeur Poncet. L'élément néoplasique est infiltré dans les muscles environnants. On ne trouve pas de plan de clivage, ce qui augmente d'une façon considérable les difficultés de l'opération. Comme nous le verrons, différentes hypothèses ont été émises au sujet de la pathogénie de ces tumeurs : peut-être nous permettront-elles d'expliquer la présence dans certains cas, l'absence dans d'autres, d'une capsule enveloppante : si la tumeur se développe aux dépens d'éléments musculaires lisses bien localisés comme ceux du ligament rond ou des vaisseaux, elle va refouler les tissus ambiants, faire naître autour d'elle une coque fibreuse. Mais si ces fibres musculaires sont diffuses, intimement confondues avec les autres tissus de la paroi abdominale comme dans l'hypothèse de MM. Poncet et Dor, alors il n'y aura plus rien pour limiter cette néoformation, elle se diffusera elle-même, étendra ses prolongements dans toutes les parties avoisinantes, on ne pourrait comprendre dans ce cas la formation d'une capsule.

Ces tumeurs sont en général peu vascularisées : elles occasionnent, quand le couteau les pénètre, une hémorragie légère, mais l'hémostase est facile. Les adhérences seules donnent un peu de sang, c'est la voie que suivent les artères pour pénétrer dans ce tissu de néoformation.

Ces tumeurs présentent une consistance fibreuse très ferme et très solide. On est frappé, à la palpation, de leur dureté qui est à peu près celle d'un enchondrome. Cette consistance est égale, ne donne en aucun endroit au toucher la sensation de parties molles interposées. Elles se laissent déchirer sous l'influence d'un effort relativement modéré, et la solution de continuité se présente sous forme de longues fibres parallèles et plus ou moins enchevetrées, qui rappellent absolument l'aspect des fibromes de l'utérus. On éprouve une certaine difficulté à les sectionner, le bistouri a de la peine à pénétrer, on n'entend pas de cri analogue à celui qu'on produit par exemple avec des formations qui ont subi la dégénérescence calcaire, ou même, sans aller si loin, avec des fibromes purs. Elles ont à la coupe une coloration blanchâtre, un peu rosée même, avec des parties plus pâles et de nombreuses brides nacrées et fibreuses.

Quelle est la constitution histologique de ces tumeurs? Nous citerons ici des observations bien analysées sous ce rapport, celles de MM. Doleris et Mangin.

Observations III et IV

Fibromyome de la paroi abdominale récidivé.
MM. J.-A. Doleris et Mangin, *la Gynécologie*, 1896.

Obs. III. — Mme G..., trente-sept ans. Fibrome intramusculaire de l'abdomen opéré le 3 août 1891.

Pas d'antécédents héréditaires. Jamais malade. Obèse. Réglée à douze ans. Règles avançant de deux ou trois jours. Pas de leucorrhée. Mariée à vingt ans. Trois enfants en quatre ans, le quatrième douze ans après. Pas de suites de couches. Deux mois après le début de la dernière grossesse, la malade sentait une pesanteur dans le bas-ventre, tumeur qui semblait se déplacer quand la malade se levait. Elle alla voir M. Doleris qui diagnostica grossesse et tumeur, et surveilla cette tumeur pendant la grossesse. Accouchement heureux; fut opérée quatre mois après, avril 1890. Ovariotomie, guérison.

Quelques mois après, a senti des douleurs vagues dans le flanc droit augmentant par la pression de la ceinture, déterminant de l'endolorissement de la cuisse. M. Doleris diagnostique fibrome dans l'épaisseur du muscle transverse dès le mois de juillet 1891.

Opération le 3 août 1891.

Incision sur les deux tiers inférieurs d'une mince cicatrice qui permet de reconnaître une poche d'éventration de 5 à 6 centimètres de diamètre à l'angle supérieur. L'examen direct montre que le moignon du col réduit à un nodule insignifiant est appendu à une bride aplatie, blanchâtre, longue de 2 à 3 centimètres et accolée à la paroi abdominale. L'examen de l'abdomen fait reconnaître que les reins sont bien à leur place, et que la tumeur sentie du côté droit fait une saillie très peu prononcée au-dessous de la couche fibreuse sous-péritonéale et paraît fixée à la crête de l'os des iles vers son tiers moyen. Dès lors, il était plus simple de pratiquer l'extraction du fibrome par une incision à la peau. La plaie abdominale est refermée après résection de toute l'épaisseur du ligament au niveau de l'éventration. La nouvelle ligne de sutures comprend toute l'épaisseur de la paroi et, par suite de la résection, se trouve légèrement incurvée.

Incision de la paroi latérale droite de l'abdomen au point correspondant à la tumeur suivant une direction sensiblement parallèle aux fibres du grand oblique. Au fond de l'incision, on saisit une tumeur blanchâtre de la grosseur d'un œuf, logée profondément au milieu des masses musculaires probablement entre le transverse et le petit oblique, et adhérant très fort au périoste et à l'aponévrose d'une part, et d'autre part paraissant fusionnée par sa surface avec les fibres striées des muscles avoisinants, à tel point qu'une certaine partie de ces fibres sont arrachées avec la tumeur. Suture et drainage. Suites opératoires très simples.

Obs. IV. — Mme A. D..., vingt-six ans (sœur de Mme G...) Réglée à douze ans, toujours régulièrement. Jamais de maladies fréquentes. Epistaxis dans sa jeunesse. Mariée à dix-neuf ans, accouchée à vingt et un après une excellente grossesse. Accouchement normal. A nourri son enfant. Veuve depuis. N'a jamais rien eu du côté de l'utérus. Pas d'obésité.

Il y a quatre mois, Mme A. D... s'est aperçue qu'il lui venait dans l'aine droite une tumeur dure qui grossissait rapidement.

Cette tumeur est située exactement au-dessus de l'arcade de Fallope avec laquelle elle est fusionnée par en bas. Par en haut, au contraire, on peut assez bien passer les doigts derrière elle.

La forme est ovoïde, allongée parallèlement à l'arcade, le volume est égal à celui d'un œuf de poule. L'extrémité externe arrive à un travers de doigt en dedans de l'épine iliaque antérieure et supérieure, l'extrémité interne à un travers de doigt de la ligne médiane.

La tumeur est un peu mobile de bas en haut et pas du tout dans le sens de l'arcade. Elle se confond avec les trousseaux fibreux et aponévrotiques qui partent de l'épine iliaque et du voisinage de la crête, en dedans avec l'aponévrose du grand oblique. Elle est saillante sous la peau qui est mobile sur elle et adhérente par sa face profonde.

La douleur est modérée, rare, et se propageant vers le trajet inguinal. La consistance de la tumeur est dure et fibreuse.

Opération le 27 mars 1893. Incision parallèle à l'arcade crurale, de 6 centimètres environ, qui ouvre la peau, le tissu cellulaire, l'aponévrose du grand oblique, et découvre la partie supérieure de la tumeur sur laquelle on distingue des faisceaux du petit oblique, les uns passant sur elle, les autres adhérant plus ou moins fortement. La dissection de cette partie est relativement facile. Quant à la partie inférieure, elle est intimement fusionnée avec les fibres de l'arcade crurale qu'il faut sectionner aux ciseaux du côté du pubis et du côté de l'épine iliaque pour achever l'énucléation. Tous ces tissus sont durs, fibreux, et crient sous la lame.

Pas de sang. Quatre sutures profondes et totales au crin de Florence. Deux points superficiels. Un drain est laissé dans la plaie qui est quelque peu anfractueuse.

Pansement à l'aristol et à la gaze iodoformée. Compression par un bandage de corps.

Ce qui suit est la reproduction textuelle de l'observation de la même malade relative à la récidive de la tumeur dont on vient de lire l'historique et la première opération, et rédigée par M. Mangin.

Mme D..., est âgée de vingt-sept ans, réglée régulièrement depuis l'âge de douze ans, toujours sans souffrances; s'est mariée à vingt ans et a eu aussitôt une grossesse bonne. Antécédents de famille assez caractéristiques. Cousine germaine morte d'une affection de l'utérus ; sœur plus âgée a été opérée il y a six ans par Doleris d'une tumeur fibreuse de l'utérus à marche rapide ; six mois après, nouvelle opération pour une tumeur de la paroi abdominale siégeant à droite au-dessus de l'arcade de Fallope ; depuis, pas de récidive.

Mme D..., depuis janvier 1895, a vu se développer une tumeur semblable à celle de sa sœur avec même siège dans le côté droit au-dessus de l'arcade de Fallope.

Doleris l'opéra en avril 1895 et enleva une tumeur de la grosseur d'un œuf de dinde, située dans la paroi abdominale intéressant à la fois l'aponévrose du grand oblique et l'arcade de Fallope. Elle n'avait pas d'adhérences avec le *fascia transversalis*.

La tumeur fut considérée comme bénigne. A l'examen fait au laboratoire de Doleris on ne trouva que du tissu fibreux sans trace de sarcome ou autre tissu malin.

Deux mois après cette opération, un noyau induré commença à reparaître un peu au-dessus de la cicatrice. Il était sans adhérences à la peau. Il se développa assez rapidement et lorsque la malade vint nous trouver en janvier 1896, la tumeur était à peu près de la grosseur du poing, un peu allongée, dure et bosselée sans adhérences avec la peau, mais avec adhérences profondes devant certainement dépasser le *fascia transversalis* et arriver au moins au péritoine. La malade commençait à souffrir, les douleurs étaient plutôt profondes et semblaient indiquer un travail de péritonite localisée.

L'extirpation complète et faite aussitôt que possible nous sembla le seul parti à conseiller à Mme D.

Nous nous attendions à certaines difficultés opératoires et nous avions annoncé à la famille que nous serions obligés d'enlever une partie de la paroi abdominale et un morceau du péritoine et que nous aurions à craindre pour l'avenir une éventration.

L'opération ne fut acceptée qu'en février 1890 (6 février). La tumeur était très adhérente au péritoine sur une largeur de 5 centimètres sur 7 de longueur ; la péritonite localisée avait amené des adhérences avec l'intestin et l'épiploon, adhérences qui rendirent l'extirpation un peu longue.

Dans le pédicule nous trouvâmes une grosse artère, branche de l'épigastrique, ce qui nous fit supposer que le point de récidive avait dû paraître au niveau du canal inguinal. Au cours de l'opération, celui-ci fut largement ouvert, la tumeur plongeant dans l'abdomen par cet orifice.

La réunion des deux lèvres du péritoine fut assez difficile étant donné les adhérences intestinales et la large perte de substance que nous avions été obligé de produire. Quelques points en bourse fermèrent la plaie, mais nous ne nous fîmes pas illusion sur la solidité d'une pareille paroi sans soutien musculaire ni aponévrotique.

Les suites furent très simples les cinq premiers jours ; le sixième, nous constatâmes un peu de rougeur de la plaie coïncidant avec une élévation de température : 38 degrés. La malade nous avoua avoir dérangé son pansement pour se gratter. Elle avait à ce moment ses règles.

Nous assistâmes alors au développement d'un érysipèle.

L'érysipèle en question ne semblant pas très virulent, nous cherchâmes seulement à en enrayer l'extension au delà de la région de l'aine par des badigeonnages d'ichtyol alternant avec des pansements humides au sublimé. Il se localisa très vite et n'amena qu'un peu de désunion de la ligne de suture. La sérosité louche extraite de la plaie le septième jour nous montra quelques streptocoques. La température ne dépassa pas 39°5.

A la fin de février, la malade retourna chez elle ayant encore pour quelques jours un léger point de suppuration au niveau de la suture.

Examen histologique de ces trois tumeurs pratiqué par M. Bourges.

L'aspect étant le même pour les trois tumeurs, la même description s'applique à chacune.

Certaines parties périphériques de ces tumeurs donnent l'aspect du fibrome compact : masses fibreuses homogènes, peu ou pas fasciculées, très peu vasculaires, contenant une très petite quantité de cellules fixes. Au milieu de ces blocs fibreux sont enchâssées quelques fibres musculaires striées qui ont été dissociées par le fait du développement anormal du tissu fibreux environnant. Cette structure observée sur certaines coupes provient de ce que la tumeur fait corps en ces points avec l'aponévrose extrêmement épaissie. Ces tumeurs ne sont pas encapsulées, mais se confondent avec les tissus qui les entourent.

Les coupes portant sur les parties plus centrales de ces tumeurs montrent qu'elles sont formées de minces faisceaux de tissu conjonctif reconnaissable à son aspect fibrillaire, formant un réseau à mailles larges, dans lesquelles sont contenues des travées d'éléments cellulaires pressés les uns contre les autres ; ces éléments sont allongés en longs fuseaux, et munis chacun d'un noyau ayant l'aspect d'un bâtonnet allongé et onduleux. Ailleurs, ces éléments sont coupés suivant un plan perpendiculaire à leur grand axe, et se présentent sous l'aspect de corps cellulaires et de noyaux arrondis.

Les vaisseaux sont peu nombreux surtout dans les coupes de la première tumeur (celle de Mme G.), en présentant pour la plupart, particulièrement dans la troisième tumeur (récidive), un envahissement de leur cavité par des éléments paraissant arrondis, à noyaux circulaires dans les vaisseaux coupés en travers, allongés au contraire, à noyaux formant de longs bâtonnets dans les vaisseaux coupés en long.

En résumé, le groupement en rubans et en îlots des cellules qui composent la majeure partie de ces tumeurs, leur enlacement par des faisceaux conjonctifs, la faible vascularité du tissu et surtout l'aspect particulièrement allongé de ces cellules fusiformes, ainsi que la forme en bâtonnets sinueux de leurs noyaux qui est particulièrement caractéristique de la fibre lisse et s'observe très bien dans les trois cas, surtout après dissociation, ou dans les coupes colorées par la safranine, permettent de considérer ces tumeurs comme étant de nature fibromyomateuse.

Nous observons sur une coupe, deux parties bien distinctes au point de vue des éléments qui les constituent : une périphérique et une centrale. Nous avons vu plus haut que ces tumeurs ne présentaient pas de capsule; elles s'infiltrent dans les tissus environnants, les pénètrent. Nous trouverons donc à la périphérie ces mêmes éléments environnants. Au niveau d'une aponévrose, la tumeur présentera en grande partie les caractères d'un fibrome pur, masses fibreuses homogènes avec très peu d'éléments cellulaires ; à côté d'un muscle se retrouveront les cellules striées caractéristiques.

Pour étudier d'une façon plus sûre la constitution propre de ces tumeurs, il faut observer des parties beaucoup plus centrales ; on trouve alors deux éléments, de minces faisceaux de tissu conjonctif reconnaissable à son aspect fibrillaire, et des éléments cellulaires pressés les uns contre les autres, contenus dans le réseau à mailles larges que forme le tissu conjonctif. Ces éléments cellulaires, en certains endroits de la coupe, forment des faisceaux larges souvent rubanés qui s'entre-croisent et se coupent perpendiculairement. Ces deux éléments ne sont pas toujours en quantité égale, il y a souvent disproportion, prédominance de l'un d'eux par rapport à l'autre.

Nous avons analysé ces éléments à l'aide des divers procédés admis en pareil cas. Nous avons fait macérer des lambeaux dans une solution de potasse caustique à 40 pour 100, ce qui nous a permis, par dissolution des fibres conjonctives, d'isoler de longues cellules caractéristiques fusiformes, à deux extrémités effilées. Nous avons employé les coupes durcies que nous avons traitées par les colorants appropriés. Nous avons coloré par le carmin, puis fait agir l'acide acétique et nous avons obtenu ainsi des noyaux très nets allongés en bâtonnets et présentant une forme serpentine par suite de l'action de l'acide acétique. Il y avait deux ou trois nucléoles. Le picrocarminate d'ammoniaque nous a donné des fibres musculaires colorées en jaune, tandis que le tissu conjonctif était rosé. Nos coupes nous ont bien fourni les caractères indiqués par MM. Cornil et Ranvier au sujet des myomes à fibres lisses.

« Les myomes sont formés de faisceaux dirigés tous dans le même sens ou entre-croisés dans différentes directions, de telle sorte que, sur une même section, on voit des faisceaux coupés suivant leur longueur et d'autres coupés en travers. Les premiers faisceaux montrent les cellules contractiles suivant leur longueur ; les seconds offrent à considérer les sections transversales des cellules, chacune d'elles étant représentée par deux cercles concentriques, dont l'interne, fortement coloré en rouge, correspond à la coupe du noyau. Mais comme les noyaux n'occupent dans les cellules musculaires qu'une partie limitée de leur longueur et comme, dans un faisceau musculaire, les cellules ne sont pas simplement disposées les unes à côté des autres, mais diversement étagées, il en résulte que, sur une coupe transversale de ces faisceaux, les cellules étant coupées tantôt en deçà, tantôt au delà du noyau, leur section ne présente pas toujours de noyau à leur centre. C'est là un caractère important qui permet de reconnaître un faisceau musculaire coupé en travers, d'un faisceau de tubes nerveux ou d'un îlot de petites cellules. »

Nulle part nous n'avons constaté de substance intercellulaire. Les résidus de grattage ont montré des fibres musculaires lisses et des noyaux en abondance. Dans le tissu conjonctif qui forme les mailles du réseau, nous avons pu observer un certain nombre de vaisseaux, artères, veines et capillaires.

Nous avons comparé une coupe de notre tumeur et une coupe d'utérus; nous les avons colorées par le violet de méthyle qui colore les fibres lisses et respecte les fibres conjonctives. Nous avons obtenu la même coloration.

En résumé, nous pourrons dire avec MM. Doleris et Mangin :

« Le groupement en rubans et en îlots des cellules qui composent la majeure partie de ces tumeurs, leur enlacement par des faisceaux conjonctifs, la faible vascularité du tissu, et l'aspect particulièrement allongé de ces cellules fusiformes ainsi que la forme en bâtonnets sinueux de leurs noyaux qui est particulièrement caractéristique de la fibre lisse permettent de considérer ces tumeurs comme étant de nature fibromyomateuse. »

Nous citerons encore, en faveur de cette conclusion, la coloration plus intense par le picro-carmin, de ces fibres cellules, que celle des cellules d'un sarcome fuso-cellulaire, et enfin la coloration de ces cellules par le violet de méthyle qui colore les fibres lisses et respecte les cellules conjonctives.

Enfin nous ajouterons trois caractères qui ont une grande valeur aux yeux de M. le professeur Bard: Les cellules sont fusiformes à deux extrémités effilées;

Elles sont toutes en contact les unes avec les autres sans substance intercellulaire ;

Elles possèdent une disposition en faisceaux qui se coupent perpendiculairement.

L'étude histologique de ces tumeurs confirme donc bien le diagnostic que nous avions porté et la désignation de fibromyome de la paroi abdominale peut justement s'y appliquer.

CHAPITRE III

ÉTIOLOGIE — PATHOGÉNIE

Nous avons constaté dans la paroi abdominale la présence de fibromyomes. L'histologie nous a démontré qu'il s'agissait bien là de tumeurs à fibres musculaires lisses. Nous devons maintenant étudier les influences sous lesquelles elles se développent; il nous faut rechercher les éléments d'où elles dérivent dans un organe qui semble ne pas renfermer de tissu musculaire viscéral, passer en revue les théories émises à ce sujet.

L'étiologie de cette affection est encore obscure, comme celle de tous les néoplasmes. On peut analyser les causes apparentes observées le plus souvent; on ne connaît pas celle qui a été prépondérante. Les influences étiologiques sont générales: hérédité, âge, sexe; ou locales: traumatismes, inflammations répétées, etc.

Ces tumeurs sont-elles héréditaires ? Trois fois les antécédents n'ont pas été relevés ; dans trois autres cas, il est établi que les ascendants n'ont présenté aucune diathèse. Mais deux faits semblent bien démontrer l'hérédité : ce sont les observations de MM. Doleris et Mangin. On y trouve des antécédents très nets, sinon héréditaires, du moins collatéraux. Deux sœurs sont atteintes de la même affection ; l'une à présenté antérieurement une tumeur fibreuse de l'utérus à marche rapide qui a nécessité une ovariotomie. Elles ont eu une cousine germaine morte d'une affection de l'utérus : ce cas nous semble probant.

Toujours le sexe féminin a été en cause, toutes nos observations se rapportent à des femmes. M. Sutton a même dit à la Société médicale de Londres, dans la séance du 6 avril 1891, que ces fibromyomes ne se trouvaient que chez la femme et que chez l'homme les tumeurs de la paroi abdominale étaient des sarcomes à cellules fusiformes.

Ces femmes sont jeunes ; elles sont en pleine période d'activité sexuelle. L'âge varie entre vingt et un ans (obs. de MM. Poncet et Panas) et trente-sept ans (obs. III, de MM. Doleris et Mangin).

Les traumatismes, les irritations répétées, les inflammations, ne semblent pas intervenir dans le développement de ces tumeurs. Dans aucun cas ces femmes ne se sont exposées à des travaux au-dessus de leurs forces; nulle part on ne relève de profession pénible.

Mais toutes elles ont eu des enfants, si nous faisons toutefois exception pour l'observation un peu spéciale de Panas. Quelquefois même la tumeur ne s'est montrée qu'après une quatrième grossesse (obs. de Buntzen. Obs. III de MM. Doleris et Mangin). Grossesse, accouchement semblent donc avoir une grande importance, considérés au point de vue de l'étiologie de ces tumeurs. On pourrait peut-être voir là l'origine d'une contusion, d'une rupture musculaire, admettre l'hypothèse émise par Herzog et Lemcke au sujet des fibromes et reprise par MM. Remy et Labbé : « Ces tumeurs succédant à un traumatisme auraient pour origine le travail inflammatoire qui répare les muscles ou les aponévroses endommagés ; il pourrait se présenter une période intermédiaire, le sang extravasé par suite de la rupture, formerait d'abord un hématome. Cet hématome se résorberait et se transformerait en une cicatrice, laquelle cicatrice à son tour prendrait une marche compliquée, deviendrait exubérante, et enfin passerait sur place à l'état de tumeur. »

Cette théorie semble peu probable ici ; le tissu de cicatrice est exclusivement fibreux, on ne voit pas comment il pourrait donner naissance à des fibres musculaires lisses. Ces causes doivent agir en produisant une excitation répétée des parois abdominales, entraînant l'hypertrophie d'une partie de cet organe. Nous nous appuyons pour le dire sur l'opinion de M. le professeur Gross, de Nancy. Cet auteur admet avec Ledderhose « que la rupture musculaire, si rupture il y a, est effet et non cause, mais que la congestion, la distension, le tiraillement de la paroi abdominale pendant la grossesse, la fatigue par les efforts de l'accouchement sont la cause occasionnelle, *causa movens*, qui fait éclore une néoplasie dont la cause première et déterminante doit être cherchée dans une prédisposition locale et individuelle, comme pour tout néoplasme en général. »

Cette prédisposition locale, quelle est-elle ? Quelle est la partie qui va s'hypertrophier pour donner naissance à la variété de tumeurs qui nous occupe. Nous ne saurions tirer de l'oubli des théories qui ne sont plus en rapport avec les idées actuelles : nous ne saurions admettre avec Vogel et Robin la génèse des fibres musculaires lisses au sein d'un blastème, ou croire avec Fœrster et Arnold à la transformation des éléments du tissu conjonctif en fibres musculaires lisses. Il faut au contraire répéter avec M. le professeur Bard l'aphorisme de Virchow modifié : « *omnis cellula e cellula ejusdem naturæ* », soutenir la spécificité des éléments cellulaires :

« Il faut entendre par spécificité des éléments anatomiques ce fait que les divers types cellulaires constituent tout autant de familles, de genres et d'espèces qui, comme les familles, les genres et les espèces animales peuvent bien remonter dans la famille ancestrale à une souche commune mais qui ont poursuivi leur évolution collatérale et sont devenues inaptes à se transformer les unes dans les autres. »

Nous devrons donc rapporter, comme Moleschott et Piso Borme, la formation des éléments nouveaux à une multiplication d'éléments déjà existants. Ces éléments, quels sont-ils ? Grœtzer et, après lui, Sänger ont repris ici l'hypothèse de Cohnheim ; avec lui, ils supposent l'inclusion à une période quelconque de la vie embryonnaire, de feuillets primitifs qui pourront, sous une influence que nous ignorons, reprendre leur activité et donner lieu par leur développement à une tumeur. « Dans l'embryon, dit Grœtzer, l'appareil moteur et le canal intestinal sont d'abord représentés par un seul feuillet, le mésoderme. Aux dépens de ce feuillet se développent d'une part les muscles avec leurs fascias, d'autre part, le tube intestinal et sa séreuse. Dans un stade quelconque du développement embryonnaire, la différenciation pourrait ne pas se faire régulièrement, normalement, et une complication intercurrente survenue sur les limites du système intestinal et musculo-tendineux déterminer une hypergénèse ou une irrégularité de disposition des éléments. Dans certaines conditions, ceux-ci peuvent être excités à s'accroître et apparaîtront sous forme de néoplasmes comprenant des fibres musculaires lisses. »

Sänger émet encore l'hypothèse d'un trouble dans le développement embryonnaire des ligaments larges. Dans ce cas, des vestiges de fibres musculaires lisses, provenant des canaux de Müller, pourraient être entraînés à travers le canal inguinal, jusque dans la paroi abdominale.

Sans rejeter entièrement ces théories nous ne pensons pas qu'il faille aller chercher aussi loin l'explication de l'origine de ces fibromyomes. Il existe à l'état normal des fibres musculaires lisses dans la paroi abdominale; il y a un organe qui la traverse et qui en contient: le ligament rond se compose essentiellement de fibres musculaires lisses qui se confondent à leur origine avec celles de l'utérus. Il peut donc être le point de départ de fibromyomes: l'observation de Panas en est un exemple.

Observation V de Panas

Fibromyome des parois abdominales. Opération. Guérison. Recueillie par Brière, interne provisoire *(Gazette des hôpitaux*, 1878).

M. P..., âgée de vingt et un ans, polisseuse sur métaux, entre dans le service de M. le professeur Panas, le 4 avril 1878.

La santé de cette jeune fille a été excellente jusqu'à l'âge de dix neuf ans. On ne trouve ni chez elle, ni chez ses ascendants, trace de l'existence d'une diathèse. En 1871, elle fut atteinte d'une variole assez confluente qui lui laissa de nombreuses cicatrices sur la figure, sans altérer autrement sa santé. Il y a cinq mois, elle remarqua, dans l'aine droite, la présence d'une petite tumeur de la grosseur d'une noix dont elle ne s'inquiéta pas tout d'abord, mais qui grossit peu à peu jusqu'à atteindre le volume du poing. Justement inquiétée par les dimensions que prenait une tumeur si malencontreusement située, M. P..., se décida à demander l'avis d'un chirurgien.

5 avril. — On constate dans la partie latérale et inférieure de l'abdomen du côté droit, l'existence d'une tumeur qui soulève la peau en dedans de l'épine iliaque antérieure et supérieure, présentant une forme ovoïde à grosse extrémité externe et supérieure. Elle n'offre point de bosselures apparentes ; les téguments sont mobiles, absolument sains à son niveau. Si on palpe la tumeur, on est frappé de suite de sa consistance, de sa dureté qui est à peu près celle d'un enchondrome, sans présenter la résistance des tumeurs osseuses. La matité est absolue à son niveau. On peut aisément circonscrire la masse en haut, en dedans et en bas avec les doigts recourbés en crochets, et dans ces points, elle ne paraît pas adhérer aux organes profonds. Si on invite la malade à changer de position, à se mettre sur son séant, puis à se recoucher de nouveau, on remarque que cette tumeur suit les mouvements du bassin, et ne se comporte pas comme une tumeur viscérale dont la position pourrait varier, ou le volume se modifier, suivant les attitudes, suivant la position du sujet. Au contraire, elle reste toujours fixée au bassin dans la portion la plus extérieure de la crête iliaque et il est impossible de la détacher, soit en haut, soit en bas, en la repoussant avec les doigts.

Néanmoins, on peut imprimer à la partie la plus interne de légères oscillations d'avant en arrière, ayant le pédicule comme centre de mouvements. Vers la partie inférieure et interne de cette tumeur, on sent sous les doigts un léger sillon, oblique en haut et en dedans, qui indique un lobe secondaire surajouté à la masse principale et dirigé en bas et en dedans. Il est important de dire que cette dernière portion pas plus que le reste de la grosseur ne présente d'adhérence avec l'utérus, dont la situation est normale, et la mobilité facile à constater. La menstruation a toujours été régulière. Il n'y a eu ni grossesse, ni fausses couches. Les organes intestinaux et rénaux ne peuvent être en cause.

Le diagnostic porté fut : tumeur siégeant dans l'épaisseur des parois abdominales, de nature probablement fibreuse, analogue aux tumeurs décrites par Nélaton, sous le nom de tumeurs fibreuses du bassin. L'ablation fut proposée à la malade qui l'accepta de suite. Elle eut lieu le 12 avril.

Une incision de 10 cm. 1/2, commençant à un travers de doigt en dedans de l'épine et un peu au-dessus, et suivant la direction du pli de l'aine, met de suite la tumeur à découvert; celle-ci était située dans l'épaisseur même des fibres musculaires de la paroi abdominale, en avant du transverse, entre les faisceaux du grand oblique qu'elle s'est accolés, en avant et en arrière. L'énucléation se fait assez facilement en haut, en bas et en dedans, soit avec les doigts, soit avec l'aide des ciseaux. La tumeur peut ensuite être saisie par toute la moitié interne et disséquée à la face profonde, laquelle repose sur les fibres du transverse, puis elle est renversée en dehors et séparée de son point d'attache. Ce pédicule est représenté par une adhérence très intime de la tumeur avec l'extrémité interne du ligament de Fallope. Cette adhérence se prolonge sur une étendue de 5 centimètres et est formée par un tissu fibreux très dense, qui est sectionné avec des ciseaux. La perte de sang est insignifiante. Bien que l'attache principale de cette tumeur se trouve en dehors du canal inguinal, on a vu qu'elle était très étendue, et il est probable que le point de départ a été le ligament rond. Quatre points de suture avec les fils d'argent réunissent la plaie. Pansement à plat avec des lamelles d'amadou et spica.

La tumeur examinée à l'œil nu offre les caractères suivants : les dimensions sont : en longueur 9 centimètres, en largeur 6 centimètres, en épaisseur 5 centimètres; la grande circonférence mesure 21 centimètres et la petite 15 centimètres. Elle est constituée par deux lobes inégaux, séparés par un sillon peu profond, le lobe externe et supérieur formant les quatre cinquièmes de la tumeur. A sa surface existent de nombreuses fibres du grand oblique, très intimement unies, principalement en avant. L'aspect de la coupe rappelle celui des corps fibreux utérins, tumeurs désignées sous le nom de fibromyomes. L'examen histologique dû à l'obligeance de M. Malassez a confirmé ce diagnostic. La tumeur était composée de trabécules du tissu conjonctif dans lequel cheminaient des vaisseaux en assez grand nombre ; les faisceaux de tissu conjonctif étaient séparés par de nombreuses fibres musculaires lisses groupées en îlots de différentes épaisseurs. On trouvait tantôt prédominance de tissu fibreux, tantôt excès de fibres musculaires lisses. Dans certains points, la tumeur était énormément vasculaire et marquait une tendance à la dégénérescence granulo-graisseuse.

Les suites de l'opération furent simples, pendant les deux premiers jours, à l'exception d'une température qui s'élevait à 38°4 avec 104 pulsations.

Le deuxième jour, au soir, la plaie est réunie très exactement sur toute la longueur, par première intention. On aurait pu être tenté de se réjouir d'un si prompt résultat et laisser la plaie se cicatriser ainsi, mais si on examine avec soin la région, on constate un empâtement profond, et, en pressant au niveau de la plaie, on fait sourdre de ses deux extrémités une sérosité sanguinolente, liquide septique bien suffisant pour expliquer le malaise, l'élévation du pouls et la température.

Les deux points de suture des extrémités sont enlevés immédiatement, et, dans la plaie ouverte, avec la sonde cannelée, on place deux gros tubes en caoutchouc. Pansement : eau alcoolisée.

Le quatrième jour après l'opération, rougeur érysipélato-phlegmoneuse du côté externe de la plaie. Empâtement notable vers les parties déclives à droite; décollement de 5 à 6 centimètres de ce côté auquel on remédie par une petite incision à 6 centimètres de l'extrémité externe de la plaie et par le passage d'un drain réunissant la plaie à cette dernière ouverture. Pansement : cataplasmes et lavages.

Un mois après l'opération, le 12 mai, la guérison est complète, et la malade est dirigée sur le Vésinet.

Mais tous les cas que nous avons pu recueillir ne sauraient reconnaître la même origine. Le ligament rond est trop localisé pour qu'on puisse lui attribuer tous les faits observés. D'ailleurs l'opération a souvent démontré l'absence de tout rapport. Ici encore, on a fait intervenir des anomalies de développement : on a supposé une dispersion des éléments de ce ligament dans tous les coins de la paroi abdominale. Sänger admet leur provenance du ligament rond, lors même que la connexion avec lui ne peut être directement constatée. Ils résulteraient d'après M. Léopold de quelqu'irrégularité survenue au troisième et quatrième mois de la vie fœtale, dans la disposition des faisceaux musculaires du ligament, ou dans son mode d'insertion: « Nous savons, dit-il, que les ligaments ronds partent des côtés de l'utérus pour s'étendre sous forme d'arcs en avant et en bas vers l'orifice inguinal interne, ils se dirigent ensuite confondus avec les fibres des muscles obliques interne et transverse vers le mont de Vénus où leurs fibres se perdent dans le *fascia superficialis*. Combien doit-il être facile que, pendant le processus de développement des ligaments ronds, quelques faisceaux musculaires de ce ligament se perdent vers en haut entre les muscles de l'abdomen, voire même, se disposent en petits nodules à couches concentriques et y demeurent longtemps sous cette forme. »

Il nous semble cependant trop exclusif de vouloir ramener ici tous les faits à une même origine. La paroi abdominale possède ailleurs encore des fibres musculaires lisses. Comme tout organe, elle renferme des vaisseaux, artères et veines qui en présentent dans leur épaisseur. M. Toupet dans une observation rapportée par M. A. Castex a pu suivre le développement de cette variété de tumeurs aux dépens des vaisseaux dans un organe qui paraît, au premier abord, ne pas renfermer de fibres lisses, l'éminence thénar :

« Sur une coupe d'ensemble, on voit avec un faible grossissement que la tumeur est enveloppée d'une capsule fibreuse qui l'enserre à peu près complètement. Cette capsule se dédouble en un point. La portion la plus externe contourne un petit filet nerveux composé de cinq faisceaux, séparés les uns des autres par une petite zone fibreuse.

« Au milieu de ces faisceaux, on voit la coupe d'une artère et d'une veine dont les calibres sont conservés.

« La tumeur elle-même, sur des coupes colorées par le picrocarmin, semble formée de deux substances : l'une se colore en rose, l'autre en jaune acajou, cette dernière laissant voir un nombre considérable de noyaux.

« Au milieu de tissus colorés en rose et en jaune acajou, on voit de nombreux orifices vasculaires à parois épaisses, colorés également en jaune acajou, représentant les uns des capillaires, les autres des artérioles et des veinules.

« A un plus fort grossissement, les portions colorées en rose se montrent formées de tissu conjonctif surtout fibreux, renfermant quelques cellules à noyaux allongés. Les portions colorées en jaune acajou sont au contraire constituées par des fibres musculaires lisses qu'il est facile de reconnaître sur des portions dissociées et traitées à l'acide acétique.

« En examinant de plus près ces parties colorées en jaune acajou, on voit que quelques-unes se présentent sous la forme de petits lobules arrondis dans lesquels les fibres sont coupées les unes parallèlement à leur axe, les autres obliquement ou perpendiculairement.

« A côté de ces petits lobules, d'autres en formation qui sont des vaisseaux dont la paroi musculaire est hypertrophiée au point d'oblitérer presque complètement leur calibre.

« D'autres sont plus diffus, toujours sous forme d'amas

arrondis, et se confondent insensiblement avec le tissu fibreux.

« En résumé, il s'agit d'un myome à fibres lisses développé aux dépens des vaisseaux (artères et veines). Les couches musculaires s'hypertrophiant amèneraient l'oblitération des vaisseaux, donnant ainsi naissance à de petits myomes, d'abord arrondis, puis se confondant avec le tissu fibreux voisin, et pouvant eux-mêmes devenir fibreux; la présence d'un filet nerveux dans la capsule engainante explique pourquoi la tumeur était le siège de douleur. »

Pourquoi ne pas supposer la même origine aux tumeurs qui nous occupent? D'ailleurs Grœtzer lui-même ajoute que ces éléments « peuvent provenir des vaisseaux qui sont dérivés du mésoderme, ou bien peuvent être de ces fibres striées restées à la période embryonnaire ». MM. Doleris et Mangin nous disent également dans leurs observations: « Les vaisseaux sont peu nombreux, surtout dans les coupes de la première tumeur (celle de Mme G...) en présentant pour la plupart, particulièrement dans la troisième tumeur (récidive), un envahissement de leur cavité par des éléments paraissant arrondis, à noyaux circulaires dans les vaisseaux coupés en travers, allongés au contraire, à noyaux formant de longs bâtonnets dans les vaisseaux coupés en long. » N'est-ce pas là la preuve constatée sur le fait de ce que nous avancions.

Mais, dans d'autres cas, les vaisseaux semblent indemnes; le fibromyome, par son siège, est loin du ligament rond, les théories précédentes sont insuffisantes pour expliquer son origine.

Qu'on nous permette d'en émettre une nouvelle due à

MM. Poncet et Dor et émise par M. le professeur Poncet dans une de ses cliniques magistrales de l'Hôtel-Dieu : la femme possède un appareil génital très compliqué ayant comme centre et comme pivot l'utérus ; C'est à lui que revient la plus grande tâche dans le travail de l'accouchement : il est composé presque exclusivement de fibres musculaires lisses. Mais il n'agit pas seul : à côté de lui intervient la paroi abdominale qui participe à l'effort d'expulsion, le seconde et le renforce ; ne pourrait-on pas alors supposer à l'état normal dans cette paroi la présence de fibres musculaires lisses : en quantité insignifiante chez l'homme et chez la petite fille, elles se développeraient comme tous les organes génitaux chez la femme enceinte. Après la délivrance, ces fibres pourraient, au lieu de regresser, continuer à s'hypertrophier en un point quelconque et constituer une tumeur. A l'appui de cette hypothèse, nous invoquons le fait de grossesses dans tous les cas observés. Avec l'aide et la direction de M. le Dr L. Dor nous avons fait des recherches dans le but d'apporter des preuves à ces idées : nos travaux n'ont pas été couronnés par les succès que nous en espérions. Nous avons examiné les parois abdominales de trois femmes mortes au moment d'accoucher sans trouver de fibres musculaires lisses. Peut-être des expérimentateurs seront-ils un jour plus heureux et arriveront-ils à confirmer ce que nous ne pouvons émettre encore qu'à l'état d'hypothèse.

CHAPITRE IV

SYMPTOMATOLOGIE. — DIAGNOSTIC

Le début des fibromyomes de la paroi abdominale est souvent méconnu : il n'y a pas de symptômes à ce moment, la tumeur passe inaperçue. Généralement, il s'agit d'une femme qui a eu des enfants, elle a joui d'une bonne santé habituelle, elle constate un jour par hasard, en un point de la paroi abdominale variable suivant les cas, la présence d'une grosseur. D'autres fois son attention est attirée en ce point par quelques douleurs, douleurs vagues le plus souvent, irradiées. La malade vue par M. le professeur Poncet ressent en courant un point de côté dans l'hypocondre gauche. Elle éprouve des lancées intermittentes à ce niveau. Elle continue néanmoins son travail, mais le lendemain, souffrant encore, elle porte la main au point douloureux et sent une petite boule du volume d'une noix.

Une fois la tumeur soumise à l'examen du chirurgien, on peut constater deux ordres de symptômes, des signes physiques, des signes fonctionnels.

Les signes physiques sont prépondérants.

Localement on observe au niveau de la paroi abdominale l'existence d'une tumeur. Elle forme une saillie très appréciable à l'œil, elle est unilatérale, unilobée, déforme plus ou moins la paroi. De volume variable, elle peut aller de la dimension d'un œuf de poule à celle d'une tête d'enfant. La peau, à sa surface a conservé ses caractères normaux d'apparence et de coloration, on la sent glisser facilement, elle est indépendante du néoplasme. Celui-ci présente une consistance dure, fibreuse, caractéristique, il est d'une matité absolue.

Si, ordonnant à la femme d'ouvrir la bouche et de replier les cuisses pour mettre la paroi en état de complet relâchement, on saisit entre les doigts la tumeur, on peut la circonscrire et la délimiter nettement. On peut apprécier davantage sa forme et constater que nulle part elle ne présente de bosselures. On constate alors qu'elle est ovoïde allongée dans un sens variable suivant l'endroit où elle s'est développée. Sa surface extérieure est arrondie et bombée. Lorsque, grâce à la laxité de la paroi, on parvient à glisser l'extrémité digitale derrière elle, on la trouve plus plate. Si, dans ces conditions, on essaie de la mobiliser, on voit qu'on y arrive facilement; on peut en même temps constater ses rapports avec les muscles : quand on la déplace en haut et en bas, on remarque de la tension dans les muscles abdominaux. — Ordonne-t-on maintenant à la malade de se mettre sur son séant et, par une pression sur le thorax, l'empêche-t-on de réaliser ce commandement, que va-t-il arriver? On voit la paroi abdominale se tendre, la tumeur ne disparaît pas, mais elle s'immobilise et augmente de dureté. Le relâchement de la paroi lui rend sa mobilité. Dans la respiration, elle ne suit pas les mouvements du diaphragme. Pendant un mouvement de forte inspiration, elle se porte en avant.

A distance, on ne trouve pas de symptômes, ces tumeurs n'ont aucun rapport avec les organes profonds. Les organes génitaux internes sont indépendants, il n'y a pas d'adhérences avec l'utérus dont la situation est normale et la mobilité facile à constater. D'ailleurs l'étude anatomo-pathologique nous a montré que toujours un péritoine sain séparait ces fibromyomes de l'utérus. Nulle part on n'a constaté d'engorgement ganglionnaire, ce qui est bien en rapport avec leur nature bénigne.

Ces fibromyomes ainsi constitués entraînent peu de symptômes fonctionnels. Souvent les malades n'accusent aucune gêne. Grœtzer est formel sur ce point, pas de douleur. Buntzen nous dit que la tumeur qu'il a observée n'est douloureuse qu'à une pression profonde. Dans d'autres observations, il y a des phénomènes douloureux, mais ils ne sont pas continus ; ce sont des douleurs vagues, revenant par accès comme des névralgies. Ces douleurs peuvent être réveillées ou augmentées par la pression, elles peuvent s'irradier dans différents sens, du côté de la cuisse, du côté du trajet inguinal. Nous ne parlons en ce moment que de tumeurs moyennes. Lorsqu'elles atteignent des dimensions par trop considérables, qu'elles présentent le volume d'une tête d'enfant et pèsent jusqu'à 1 kilogramme, comme dans l'observation de Grœtzer, la malade accuse un sentiment de pesanteur et de tiraillements, de poids et de tension bien facile à comprendre.

Dans la plupart des cas que nous avons pu recueillir, les tumeurs n'étaient pas assez volumineuses pour exercer une action mécanique sur les organes avoisinants. Donc, nulle part, on ne relève de compression de viscères, de troubles digestifs. La menstruation se fait toujours d'une manière régulière, une grossesse a même pu évoluer normalement sans que la présence de cette tumeur occasionne un trouble quelconque.

Toutes les fonctions se faisant régulièrement, il n'y a pas d'atteinte à l'état général, la malade peut travailler après comme avant, la santé est bonne et nullement influencée par la présence du néoplasme.

Le diagnostic offre certaines difficultés. En premier lieu, la tumeur est-elle intra-abdominale, ou développée dans l'épaisseur de la paroi? Cette situation, facile à reconnaître le plus souvent, peut donner lieu à des erreurs lorsque le pannicule adipeux est épais, témoin l'observation que nous reproduisons ici.

Observation VI

Cercle Médical de Bruxelles. Séance du 6 novembre 1896. *(Gazette hebdomadaire de médecine et de chirurgie).*

Fibromyome de la paroi abdominale simulant une tumeur viscérale, M. van Engelen.

Il s'agit d'une femme de trente-cinq ans qui, depuis sa dernière grossesse remontant à huit ans, a ressenti des douleurs dans le ventre en même temps que se développait de bas en haut, selon la malade, une tumeur dure et allongée dans la partie supérieure de l'abdomen. L'état général était resté excellent.

L'examen gynécologique ne donna aucun renseignement, vu le siège élevé de la tumeur qui commençait sous l'ombilic et s'étendait jusque sous les fausses côtes du côté gauche. Elle semblait profondément située entre l'estomac et la rate et était dure, fibreuse et peu mobile. Elle ne dépendait pas de l'estomac. Elle était fixe, allongée verticalement et placée plus en dehors de ce viscère ; du reste, la femme n'accusait aucun symptôme morbide du côté de l'appareil digestif. Ce n'était pas la rate qui était normale et qui ne se continuait pas avec le néoplasme ; le pancréas non plus ne pouvait être en cause, il aurait donné une tumeur à direction plutôt horizontale.

Une laparotomie médiane fut pratiquée en dedans de la tumeur ; chez cette femme maigre en apparence, on trouva un pannicule adipeux très développé sans aucune tumeur viscérale ; le néoplasme, un fibromyome, siégeait dans la paroi abdominale elle-même, dans le muscle droit, s'étendant ainsi jusqu'aux insertions supérieures de ce muscle. Vu l'étendue de la tumeur, on renonça à l'extirpation qui aurait certainement laissé une brèche impossible à combler. Les suites opératoires furent très favorables ; la malade n'a plus ressenti de douleurs depuis l'intervention. Malgré que l'examen ait été fait immédiatement avant l'opération, on avait diagnostiqué une tumeur abdominale profonde. Même en pensant à un néoplasme pariétal, on était ramené au diagnostic erroné par la netteté de l'impression digitale ; l'erreur en effet était due à l'épaisseur considérable du tissu cellulaire sous-cutané simulant la paroi abdominale elle-même, et glissant à la palpation sur le plan musculaire dur et fibreux. La malade elle-même d'ailleurs avait l'impression du siège abdominal de la tumeur. Des cas analogues ont déjà été cités.

Les affections de la paroi abdominale avec lesquelles on pourrait confondre ces fibromyomes sont traumatiques, inflammatoires, accidentelles ou néoplasiques.

On ne saurait les confondre avec un hématome : on ne trouve dans les observations ni coup, ni profession pénible.

On ne peut davantage songer à une inflammation, soit aiguë, soit chronique, les symptômes locaux sont bien différents, la malade n'a jamais présenté de phénomènes généraux, elle a toujours joui d'une bonne santé.

On ne peut avoir affaire à une hernie, les caractères sont trop dissemblables.

Mais la différenciation d'avec les autres tumeurs de la paroi abdominale est plus malaisée.

On ne confondra pas les fibromyomes avec des lipomes ; ceux-ci ont une consistance plus molle, ils sont plus petits, irréguliers, présentent des bosselures, des saillies. Ils se développent rarement dans l'interstice des muscles, ont, en général, une situation sous-cutanée. Enfin, à la paroi abdominale, ils présentent deux sièges de prédilection : la région inguinale et la ligne blanche.

Les sarcomes ont une consistance mollasse, adhèrent à la peau, entraînent une dilatation du réseau veineux sous-tégumentaire.

Mais il est presque impossible de distinguer cette variété de néoplasmes des fibromes ; l'erreur est si facile qu'elle a été commise dans les huit observations que nous rapportons ici. Les deux espèces de tumeurs présentent la même dureté, la même consistance fibreuse. Toutes deux siègent aux mêmes points et ont à peu près les mêmes caractères. De plus, le fibrome semble être la généralité, le fibromyome l'exception, on sera plus tenté de porter le premier diagnostic. La douleur paraît plus fréquente dans les fibromyomes ; en outre, l'évolution est plus rapide, mais ce n'est pas là un caractère absolu ; certains fibromes évoluent très vite : M. Coignet, dans la *Province médicale*, cite l'observation d'un énorme fibrome qui, en l'espace d'un an, a atteint le poids de 3 kg. 80. M. Maksoud-Cherbetian, dans une thèse de la Faculté de Paris, de 1883-1884, publie le cas d'un malade présentant dans la la fosse iliaque une tumeur qui, en l'espace de quatre mois, a atteint des dimensions colossales.

Il en est de même des fibro-sarcomes.

Le diagnostic de ces tumeurs ne pourra guère être tranché que par le microscope après ablation.

CHAPITRE V

ÉVOLUTION — PRONOSTIC — TRAITEMENT

L'évolution des fibromyomes de la paroi abdominale est rapide; on pourra s'en rendre compte d'après le tableau suivant dans lequel la première colonne indique la durée de l'affection, la deuxième le volume et le poids atteints par le néoplasme.

Obs. de Buntzen	1 an.	15 cm. sur 12 et 9, pèse 1 livre 3/4.
— Grœtzer	2 ans.	1 kilogramme.
— Duchaussoy	11 mois.	Volume de 2 poings. Poids 2 kilog.
— Poncet.	9 mois.	480 grammes.
— Doleris et Mangin. .	11 mois.	Grosseur d'un œuf de dinde.
	4 mois.	Volume d'un œuf.
— Panas.	3 mois.	Volume du poing.

Le pronostic est bénin, l'état général n'est pas touché; il n'y a pas de rechute après opération : l'une des malades de MM. Doleris et Mangin, revue six ans après, était complètement guérie.

Nous avons trouvé un cas de mort; il semble dû à une complication, probablement une péritonite causée par une infection au moment de l'opération. C'est l'observation de Buntzen que nous reproduisons ici.

Observation VII

Tumeur prépéritonéale, par Buntzen.

Elna L.., femme d'un carrossier, âgée de vingt-sept ans, fut reçue dans le Friedricks Hospital le 3 septembre 1864. La malade avait toujours joui d'une bonne santé. Elle a accouché de quatre enfants; la dernière fois, il y a quatre mois. Il y a un an, elle découvrit une tumeur entre son ombilic et le rebord droit de ses côtes. Celle-ci a grossi tout de suite jusqu'au volume actuel sans lui causer beaucoup de gêne; toutes ses fonctions se faisaient régulièrement. Il y a maintenant au côté droit de l'abdomen une tumeur qui s'étend du bord inférieur des côtes à la ligne blanche, puis en bas et en dehors sur une étendue de six pouces dans tous les diamètres.

La face extérieure de la tumeur est arrondie et bombée, tandis que la face interne paraît être plus plate. La tumeur est très dure et solide au toucher, sans parties molles. Elle est légèrement inégale à sa surface, et n'est douloureuse qu'à une forte pression. Elle se déplace facilement au-dessus des organes sous-jacents; aussi elle ne semble pas venir des viscères. Elle se laisse moins déplacer en haut et en bas. Dans ses mouvements, on remarque de la tension dans les muscles abdominaux. La peau est mobile au-dessus de la tumeur, un peu moins sur la partie centrale qui est la plus proéminante. Quand la malade se relève dans le lit, on voit la tumeur s'avancer rapidement et la peau se tendre par la contraction du muscle droit de l'abdomen. La malade n'a jamais eu de douleur, se porte tout à fait bien. Elle a exprimé à plusieurs reprises le désir d'être soumise à l'opération à cause du progrès de son mal.

6 septembre. — Extirpation. Incision longitudinale qui divise les muscles amincis et les aponévroses. La tumeur bien encapsulée par une membrane celluleuse est dégagée avec beaucoup de pré-

caution des tissus adjacents, surtout en arrière où elle était en contact immédiat avec le péritoine peu épaissi, couvert seulement de quelques filaments du *fascia transversalis*. Par son bord, la tumeur pénétrait dans la gaine du muscle droit; en haut, elle recouvrait les côtes où elle avait un pédicule un peu charnu et musculaire qui se mêlait aux digitations du grand oblique. L'hémorragie fut légère.

La plaie fut réunie exactement par les sutures; on comprima par une ceinture et on administra la glace en pilules.

La tumeur extirpée, de forme ovale, avait 5 pouces de large, 4 de long, 3 d'épaisseur (15 centimètres sur 12 et 9). Elle pesait une livre trois-quarts. Sa surface était lisse; elle était enveloppée d'une capsule fibreuse dont l'extérieur portait la trace des muscles en dedans et en haut principalement. Elle avait une consistance fibreuse et solide, et paraissait à la coupe être de nature fibreuse. Une partie était formée de zones concentriques, une autre de travées courant en long et en large. Par endroits, entre les tissus fibreux, elle était plus diaphane, plus molle et plus facile à gratter. Sous le microscope, elle montrait du tissu fibreux principalement. En quelques endroits, il était le seul tissu constituant. Dans les parties plus molles, il y avait des cellules organiques des muscles à grands noyaux ovales ayant deux ou trois nucléoles. On trouvait çà et là des fibres conjonctives s'entre-croisant. Dans les résidus des grattages, on trouvait des fibres musculaires lisses et des noyaux en abondance.

7 septembre. — Hier, la malade a eu quelques vomissements dans la nuit, elle n'a pas dormi. Respiration courte et pressée. Pouls 120-130; l'abdomen est un peu tympanique à sa partie inférieure à droite, et un peu douloureux. Pas de selles.

8 septembre. — Nuit fiévreuse, sans sommeil; pas de nausées et vomissements, abdomen sans changement. L'endolorissement se borne à la moitié droite. Respiration toujours fréquente et anxieuse. Teint un peu jaune pâle. Pouls 120, très faible. Après avoir défait le bandage, on trouve la plaie sans suppuration avec quelques taches érythémateuses.

9 septembre. — Les douleurs et la tension du ventre augmen-

tent. Inquiétude, anxiété, abattement, délire. Pouls 136. Rétention des selles et de l'urine, puis collapsus, vomissements incessants, pouls imperceptible. Mort le quatrième jour, à huit heures du soir. Autopsie interdite.

MM. Doleris et Mangin ont eu aussi une récidive. Un noyau induré a commencé à reparaître un peu au-dessus de la cicatrice. Il est probable que l'opération avait été incomplète. Une seconde a guéri d'une façon radicale la malade de son affection.

Un côté nuisible peut être la vaste perte de substance qu'on ne peut combler. On a un point faible où la peau et le péritoine forment seuls l'épaisseur de la paroi. Le volume de la tumeur a même pu contre-indiquer l'opération comme dans l'observation de van Engelen.

Le véritable traitement est l'ablation par une opération chirurgicale. Tous les fondants n'ont qu'une action illusoire M. Duchaussoy, pendant trois semaines, a institué un traitement à l'iodure de potassium, il a vu se produire rapidement une augmentation de 4 centimètres dans tous les sens; l'iodure non seulement ne produisait pas de résorption, mais encore n'arrêtait pas l'évolution de la tumeur.

L'opération une fois décidée, la malade endormie, une incision sur la partie saillante de la tumeur intéressant la peau, le tissu cellulaire sous-cutané, les muscles anémiés et les aponévroses, permet d'arriver jusque sur la partie à enlever; on a quelquefois de la peine à l'extraire; il n'y a pas de plan de clivage; elle est infiltrée dans les tissus ambiants. Il faut se servir du bistouri, des ciseaux; de gros fragments de muscles, des bandelettes aponévrotiques restent adhérents. La tumeur enlevée, on fait l'hémostase de la région. Elle n'est pas toujours facile comme le montre l'observation de Duchaussoy.

Observation VIII

Fibromyome de la paroi antérieure de l'abdomen, présenté à la Société de Médecine de Paris, le 5 novembre 1885 et publié dans le *Journal de Médecine de Paris*, n° 24, le 13 décembre 1885.

M. Duchaussoy communique l'observation d'une femme de vingt-quatre ans qui, étant venue le consulter, il y a cinq semaines, portait à la partie inférieure gauche de l'abdomen une tumeur du volume des deux poings, très dure, sans changement de coloration à la peau, existant environ depuis onze mois et n'ayant en rien gêné une grossesse évoluant à cette époque. Lors de ce premier examen, la tumeur qui s'étendait jusqu'à la ligne blanche paraissait contracter des adhérences avec l'os iliaque et l'arcade crurale. Pendant trois semaines, on institua un traitement à l'iodure de potassium; non seulement on n'obtint pas de résultat, mais il se produisit une augmentation de 4 centimètres dans tous les sens. L'extirpation est alors résolue.

Incision longue de 20 centimètres; l'aponévrose du grand oblique incisée, on tombe sur la tumeur qui est fixe. Impossibilité de lui imprimer des mouvements. Dissection faite autant que possible avec les doigts, adhérences solides avec la crête iliaque et l'arcade crurale. Les bosselures senties à travers la peau ne tenaient pas à la nature même de la tumeur, mais à des brides formées par les piliers de l'arcade crurale. Le muscle transverse était confondu avec la production morbide et comme dégénéré. Enucléation au bout d'une heure, à la face inférieure, le néoplasme était en rapport avec le péritoine qui a été mis à nu sur une surface carrée de 12 centimètres. L'hémostase facile dans la plus grande partie de la plaie le fut moins au niveau des adhérences où il fut impossible de maintenir des ligatures. Aussi, suivant la méthode de Pean, M. Duchaussoy se contenta de laisser sur les points saignants des pinces hémostatiques pendant vingt-quatre heures. Rapprochement des lèvres de la plaie, suture, drain.

Après l'opération, douleurs immédiates dans la cuisse et le genou. Le lendemain, jusqu'au troisième jour, sueurs profuses. La plaie s'est réunie par première intention dans la plus grande partie de son étendue.

M. Duchaussoy présente la tumeur qui pèse deux kilogrammes et, à la vue, offre l'aspect des fibromes. Diagnostic histologique : fibromyome. Ses éléments fibreux sont en petite quantité au milieu des fibres lisses.

On a une plaie énorme au fond de laquelle on voit bomber le péritoine intact sous l'action des intestins. Il faut la réunir; on doit faire des sutures profondes au catgut pour mettre en contact les bords musculo-aponévrotiques. On ne réussit pas toujours à rapprocher les muscles et à recouvrir ainsi le péritoine, parce que, à cause de la trop grande tension, les sutures déchirent les tissus ; on fait ensuite des sutures superficielles de façon à obtenir la réunion de la peau, mais avant on place dans toute la longueur de la plaie un tube à drainage dont les bouts sortent aux extrémités supérieure et inférieure. Ce tube est nécessaire alors même que l'on est sûr de son asepsie : on a affaire à une plaie contuse ; il a fallu couper les tissus avec des ciseaux, libérer la tumeur, rompre les adhérences avec les doigts, arracher, s'aider de la spatule au besoin; il va se produire une exsudation abondante; elle ferait lâcher les sutures déjà très tendues, si on ne permettait son libre écoulement.

Un pansement sec et antiseptique terminera l'opération. On comprimera l'abdomen par un bandage de corps. La marche de la température dictera la conduite ultérieure du chirurgien.

Si, plus tard, il se produit une éventration qu'on n'aura pu éviter malgré la surveillance la plus rigoureuse, on soutiendra la paroi abdominale par des moyens mécaniques. De nombreuses ceintures, toutes plus ingénieuses les unes que les autres, ont été imaginées dans ce but : leur choix dépendra uniquement du chirurgien.

CONCLUSIONS

Sous le nom de fibromyomes de la paroi abdominale, nous entendons, comme le nom l'indique, des tumeurs anatomiques mixtes, c'est-à-dire constituées par du tissu fibreux et des fibres musculaires lisses.

On sait que les tumeurs fibreuses de la paroi abdominale aujourd'hui bien connues sont relativement fréquentes. Il n'en serait pas de même, d'après nos recherches bibliographiques, des fibromyomes. Nous n'avons pu, en effet, recueillir dans la littérature chirurgicale que sept observations de ce genre, et avec l'observation inédite que nous avons recueillie à la clinique de M. le professeur Poncet et qui a été le point de départ de notre thèse, nous n'en connaissons que huit cas. Il est probable qu'une étude plus attentive des faits, qu'un examen histologique plus détaillé et plus rigoureux augmenteraient la fréquence de cette variété de tumeurs.

La symptomatologie du fibrome avec mélange de tissu musculaire lisse est celle des fibromes de la paroi abdominale, et, cliniquement, nous ne connaissons aucun signe qui nous permette de distinguer ces deux genres de néoplasmes. Un examen microscopique, pour indiquer en divers points la structure de la tumeur, peut seul permettre de trancher le diagnostic.

Ces fibromyomes sont uniques. Leur situation topographique est variable. De forme ovoïde, allongée, ils offrent une consistance solide, dure, uniforme. Ils ne présentent pas de bosselures. Leur volume est variable depuis celui d'un œuf de poule jusqu'à celui d'une tête d'enfant et au delà. Il est naturellement subordonné à l'ancienneté plus ou moins grande de la tumeur.

L'étiologie des fibromyomes est la même que celle des fibromes purs. Le sexe féminin semble seul atteint. Sur nos huit observations, nous comptons en effet huit femmes. C'est en pleine période d'activité sexuelle que ces tumeurs se développent. L'âge moyen de nos malades était de vingt-sept ans. La grossesse et l'accouchement ont eu une influence non douteuse dans l'apparition de ces tumeurs. Sur nos huit malades, nous comptons dans quatre cas une grossesse, dans un cas deux et dans deux cas quatre.

Le point de départ de ces tumeurs qui doivent être développées aux dépens de fibres musculaires lisses existantes nous paraît variable. Ce point de départ peut être le ligament rond, normalement placé ou dévié par des anomalies de développement embryonnaire, la paroi musculaire des vaisseaux ou encore, suivant l'hypothèse de MM. Poncet et L. Dor, des fibres musculaires lisses qui existeraient normalement dans l'épaisseur de la paroi abdominale chez la femme, fibres musculaires lisses plus ou moins isolées et rappelant les tissus musculaires lisses qui entrent dans la constitution intime du système génital interne féminin. Cette hypothèse est très séduisante, nos recherches anatomiques sur la paroi abdominale de trois femmes grosses ne nous ont pas permis jusqu'à ce moment de la confirmer.

Anatomiquement, le fibromyome a une coloration blanchâtre, légèrement rosée ; il se développe dans l'épaisseur des muscles qui constituent la paroi abdominale, et dans la plupart des faits que nous avons recueillis la tumeur non encapsulée présentait des adhérences intimes, très résistantes avec les muscles et les aponévroses aux dépens desquels elle semblait se développer. Ces adhérences si résistantes donnent un intérêt particulier à ces néoplasmes, au point de vue de leur ablation. Elle sera souvent des plus laborieuses et on sera dans la nécessité d'enlever, avec la tumeur, une épaisseur plus ou moins grande, plus ou moins étendue de la paroi abdominale.

Le seul traitement est en effet l'ablation qui, six fois, a donné un résultat définitif complet. Dans un cas, on ne jugea pas l'opération prudente et dans l'autre il y eut une récidive que nous croyons devoir imputer à une ablation incomplète, d'autant mieux qu'une nouvelle opération donna une guérison définitive.

Le seul traitement est l'extirpation. On n'attendra pas que la tumeur ait acquis un volume considérable, d'autant mieux qu'une intervention chirurgicale précoce pour un petit fibrome est le meilleur moyen de n'avoir pas ultérieurement, après l'ablation de la tumeur, d'éventration.

L'opération peut être considérée comme sans gravité. Sept guérisons sur huit cas et le cas de mort remonte à 1868, à la période préantiseptique. Suivant le conseil de M. le professeur Poncet, il faut, par des sutures au catgut, reconstituer autant que possible les plans et l'épaisseur de la paroi abdominale et ne point omettre de drainer largement la plaie, alors précisément qu'il s'agit le plus souvent d'une plaie contuse avec dilacération des muscles, des aponévroses.

BIBLIOGRAPHIE

BARD, Archives de physiologie, 1885.

BUNTZEN, Hôpital Fidende, 2e année, nos 40 et 41.

CASTEX, Bulletins de la Société anatomique, 1890.

CORNIL et RANVIER, Manuel d'histologie pathologique.

DOLERIS et MANGIN, La gynécologie, 1896.

DUCHAUSSOY, Journal de médecine de Paris, n° 24, 13 décembre 1885.

DUPLANT, Lyon médical, 3 janvier 1897.

DUPLAY et RECLUS, Chirurgie, 2e édit.

GRŒTZER, Inaug. Dissert., 22 juillet 1879.

GROSS, 7e Congrès de chirurgie, Paris, 1893.

HENOCQUE, art. Liomyome, Dict. encycl. des sciences médicales.

LEDDERHOSE, Deutsche chirurgie, Lief 45, b, 1890.

LEOPOLD, Arch. f. Gynæk., t. XIV, 1880.

PANAS, Gazette des Hôpitaux, 1878.

REMY et LABBÉ, Traité des fibromes de la paroi abdominale.

Société médicale de Londres, Mercredi médical, 15 avril 1891.

TILLAUX, Anatomie topographique.

VAN ENGELEN, Gazette hebdomadaire de médecine et chirurgie, 21 janvier 1897.

TABLE DES MATIÈRES

Lyon. — Imp. PITRAT AINÉ, A. REY Successeur, 4, rue Gentil. — 10459

www.ingramcontent.com/pod-product-compliance
Ingram Content Group UK Ltd.
Pitfield, Milton Keynes, MK11 3LW, UK
UKHW031946260826
14628UKWH00004B/1873

9 782019 711207